NOUVELLE NOTICE MÉDICALE

SUR LES

EAUX-BONNES

PUBLIÉE

Par le Conseil municipal d'Eaux-Bonnes

NOUVELLE NOTICE MÉDICALE

SUR LES

EAUX-BONNES

PUBLIÉE

Par le Conseil municipal d'Eaux-Bonnes

NOUVELLE NOTICE MÉDICALE

SUR

LES EAUX-BONNES

Les Eaux minérales qui invoquent souvent la publicité et font beaucoup parler d'elles, ne sont ni les plus anciennes ni les mieux connues. Les nouvelles venues ont besoin de proclamer leurs propriétés curatives avant que l'expérience les ait lentement consacrées.

Sous ce rapport, les sources principales des Pyrénées, les Eaux d'Eaux-Bonnes particulièrement, peuvent se reposer sur leur vieille renommée. Les médecins d'abord, les malades ensuite, se sont chargés depuis longtemps de fonder leur réputation, et la popularité les a marquées de son cachet ineffaçable. Il suffit de les nommer pour faire naître en même temps dans l'esprit l'idée de leurs propriétés médicinales et des maladies qu'on y traite.

Il n'est personne à qui le nom d'Eaux-Bonnes ne rappelle les maladies des voies respiratoires, et surtout *les maladies de poitrine*.

Ce n'est donc pas une notice sur ses Eaux bien connues que publie la commune d'Eaux-Bonnes ; elle veut seulement rappeler sa tradition et dire que les progrès de la médecine moderne, loin d'affaiblir cette tradition soutenue, ne font chaque jour qu'en affermir les bases.

C'est la science médicale, en effet, ce sont les médecins qui font et défont les Eaux minérales. La science marche, mais tout progrès ne s'accomplit qu'à travers beaucoup de vicissitudes. Tel ordre de remèdes, et par conséquent, d'Eaux minérales, a eu ses destinées, sa fortune et ses revers, ses périodes de faveur et de discrédit, d'exaltation et de décadence.

Les Eaux-Bonnes n'ont pas connu ces mouvements de l'opinion. Et cependant la science des maladies de poitrine a été renouvelée de fond en comble depuis que la renommée spéciale des Eaux-Bonnes s'est élevée il y a plus d'un siècle. Des sources minéro-thermales nombreuses et variées ont été, depuis trente ans, vantées contre les affections de poitrine ; notre station a résisté à tant de causes qui pouvaient changer sa fortune et lui créer des rivalités redoutables. Cette année même, un honneur nouveau est venu rajeunir son vieux renom. La médecine moderne a renoué nos traditions ; elle a sanctionné les observations de l'ancienne médecine qui, par la voix de l'illustre Bordeu, avait glorieusement fixé les vertus spéciales et le rang des Eaux-Bonnes parmi les sources sulfureuses des Pyrénées. Un membre de l'Académie de médecine, médecin-inspecteur des Eaux-Bonnes, a obtenu le prix de 10,000 fr. fondé par M. le docteur Lacaze et décerné par la Faculté de médecine de Paris au meilleur ouvrage sur la Phthisie pulmonaire. Cet ouvrage (*Études générales et pratiques sur la Phthisie*[1]), dont les matériaux ont été recueillis et étudiés aux Eaux-Bonnes depuis quinze ans,

[1] Paris, Asselin, 2e édit.

apporte une consécration nouvelle à notre Établissement thermal.

La presse en général, et la presse médicale en particulier, ont signalé ce succès et l'honneur qui en rejaillit sur notre station. Nous ne résistons pas cependant au désir bien naturel de signaler ce fait au public médical et d'en parer notre ancienne célébrité.

L'ouvrage dont il s'agit accorde, en effet, son plus long chapitre à l'appréciation scientifique et pratique des effets de l'eau d'Eaux-Bonnes dans la Phthisie. Tous les médecins qui sont au courant des productions de leur art, ont lu ce chapitre et cette consciencieuse discussion. Nous ne voulons donc que donner ici à ceux qui ne la connaîtraient pas, une faible idée de la méthode sévère de l'auteur. Il suffira pour cela de quelques pages. Elles feront voir avec quelle indépendance le collaborateur de Trousseau trace les contre-indications de nos Eaux aussi bien que leurs indications. Les praticiens se convaincront par là que c'est moins une réclame qu'une instruction sérieuse et la vérité scientifique, que nous leur adressons sur les Eaux-Bonnes.

« Les Eaux minérales sulfurées sont sodiques ou calciques, c'est-à-dire, que le soufre qui les minéralise, s'y trouve combiné à la soude ou à la chaux sous la forme de sulfure de sodium ou de sulfure de calcium. Presque toutes sont exclusivement ou sodiques ou calciques. Je n'en connais que deux qui possèdent la double sulfuration ; ce sont les Eaux d'Eaux-Bonnes et les Eaux-Chaudes, deux sources voisines dans le département des Basses-Pyrénées. D'ailleurs, toutes les eaux de cette région sont sodiques et thermales, à l'exception de Labassère, de Bagnères-de-Bigorre, qui est froide, quoique sodique.

« Beaucoup d'eaux sulfurées-calciques froides sont ce qu'on appelle des eaux accidentelles et superficielles. On les nomme ainsi, parce qu'elles se forment presque à la surface du sol par le passage et le contact d'une eau froide commune plus ou moins sulfatée ou plâtreuse, sur des terrains qui contiennent des matières organiques telles que des détritus plus ou moins anciens de matières animales et surtout végétales, comme les tourbières, etc... Les eaux sulfurées thermales se forment, au contraire, dans les profondeurs de la terre, et généralement dans les points qui correspondent à la transition des terrains primitifs aux terrains secondaires.

« Toutes les eaux sulfurées des Pyrénées exercent une action anticatarrhale plus ou moins prononcée sur la membrane muqueuse des voies respiratoires. Cauterets et Eaux-Bonnes jouissent justement de cette réputation excellente. Les eaux d'Eaux-Bonnes ont, au-dessus de cette propriété, celle d'exercer une action plus profonde, et de modifier les éléments organiques dont le parenchyme pulmonaire est l'assemblage; d'atteindre, par conséquent, jusqu'aux altérations dont ce parenchyme est susceptible, et, en particulier, jusqu'à la plus intime et à la plus profonde de toutes ces altérations, la tuberculose pulmonaire. »

. . . .

. . . .

« Le fait général suivant donnera, avant toute discussion, une idée de la profondeur et de la portée d'action des Eaux d'Eaux-Bonnes dans les affections des voies respiratoires en général.

« Chaque année, on voit à Eaux-Bonnes un grand nombre d'individus de tout âge et de tout sexe, affectés de catarrhe bronchique plus ou moins ancien et plus ou moins grave. Beaucoup d'entre eux n'éprouvent ce catarrhe que du mois de novembre au mois de mai. Ordinairement, quand ils arrivent à Eaux-Bonnes, ils n'en ont que des symptômes très-affaiblis. Un certain nombre même n'en ressentent alors aucun. Rien dans leur santé générale et dans l'état de leurs bronches explorées par l'auscultation ne dénote l'existence actuelle d'un catarrhe pulmonaire. Ils n'ont que ce que j'ai appelé la *susceptibilité catarrhale des bronches*. Mais ils sont convaincus, par une expérience répétée, que le retour de la saison froide et humide signalera le retour du catarrhe qui les afflige avec des rémissions plus ou moins marquées depuis l'automne jusqu'au printemps. Ils font une cure d'Eaux-Bonnes, buvant et se baignant pendant trois ou quatre semaines ; et quatre mois après, le catarrhe, dont l'immanence et l'incubation se traduisaient chaque automne par une récidive infaillible, se tait complétement, reste indéfiniment latent dans les profondeurs de l'organisation, ou ne se réveille que par un ou deux accès aussi éphémères qu'un simple rhume.

« Je vois cela chaque année bien des fois depuis que j'administre les Eaux d'Eaux-Bonnes dans les catarrhes bronchiques et la susceptibilité catarrhale des bronches.

« Je dis que ce fait incontestable est plein de choses.

« Voilà un médicament pris pendant un mois contre une affection qui existait encore deux mois auparavant, et qui aurait reparu certainement trois ou quatre mois après ; et ce médicament a le pouvoir d'empêcher cette affection pendant plus de six mois ; et ce pouvoir s'étendra peut-être encore à l'année suivante sans une nouvelle reprise du modificateur thérapeutique. Cependant l'affection se reproduira probablement dans quelques années ; mais le même remède donnera encore les mêmes résultats. Si l'individu n'était affecté que de la susceptibilité catarrhale des bronches, il pourra, après une cure d'Eaux-Bonnes, s'exposer impunément à des influences qui ne manquaient jamais de lui occasionner une bronchite plus ou moins longue et plus ou moins pénible.

« Cette action est certainement aussi extraordinaire, elle est même plus profonde que celle du quinquina dans les fièvres intermittentes palustres.

« Ce n'est pas pour conclure de l'efficacité intime et durable de l'Eau d'Eaux-Bonnes dans ces cas de catarrhe bronchique, à son efficacité dans la Phthisie, que j'ai rapporté ces exemples. Il y a autant de distance entre cette efficacité dans ces deux ordres de faits, qu'il y en a entre les faits eux-mêmes. La gravité du catarrhe bronchique et la gravité de la phthisie pulmonaire sont à l'infini l'une de l'autre. Pourtant, leur siége histologique est voisin, et leur nature, le plus souvent très-éloignée, se rapproche quelquefois singulièrement.

« L'origine interne du catarrhe bronchique est toujours ou rhumatismale, ou strumeuse, ou herpétique, herpétique le plus souvent. On sait combien la dégénération de la première de ces espèces dans la seconde est commune et naturelle. On se rappelle aussi à quel point l'herpétisme peut, par sa dégénérescence, devenir un acheminement à la Phthisie, et combien de phthisiques ont été et sont encore herpétiques. La Phthisie est très-fréquente en Espagne, même dans l'Espagne méridionale, malgré la douceur du climat. C'est qu'en Espagne, la scrofule abâtardie, la scrofule dégénérée, l'herpétisme surtout, sont extrêmement communs. Ils sont certainement la cause des phthisies si fréquentes dans ce pays, malgré la riche et forte constitution de ses habitants. C'est pourquoi, je le répète, la Phthisie ne sera jamais connue, tant qu'on ignorera celle de ses nombreuses sources que j'ai signalée tant de fois, et sur laquelle je suis obligé de revenir en ce moment.

« La nature ne fait pas de sauts. S'il y a des catarrhes bronchiques très-éloignés de la Phthisie, il y en a de très-rapprochés. D'ailleurs, la Phthisie a toujours son catarrhe concomitant; et ce catarrhe est plus ou moins de même nature qu'elle, c'est-à-dire plus ou moins tuberculeux, ou plus ou moins herpétique, etc. Il cède plus ou moins, aussi, à l'action de l'Eau d'Eaux-Bonnes. Or, quand cette Eau minérale modifie heureusement la bronchite qu'on appelle symptomatique chez les tuberculeux, il est rare que la lésion organique n'en soit pas très-favorablement modifiée. Quand, par ces Eaux, on a pas d'influence sur la bronchite tuberculeuse, on n'en n'a guère sur l'altération organique elle-même. Si on en obtient une très-notable, et cela n'est pas rare, on peut en conclure que le catarrhe dit symptomatique est d'une nature plus ou moins rhumatismale ou herpétique; qu'il n'est pas encore entraîné par l'altération tuberculeuse, et qu'il reste accessible encore à l'influence anticatarrhale de notre Eau minérale. Dans le cas contraire, le pronostic est bien grave, et la médication n'a que des effets précaires.

« On voit donc qu'il n'était pas inutile et sans raison, de commencer notre étude de l'Eau d'Eaux-Bonnes dans la Phthisie, par un coup d'œil sur ses propriétés si puissantes et si recommandables dans les catarrhes bronchiques. Je dois ajouter que cette action est d'autant plus sûre, que le catarrhe est moins sec ou plus sécrétant, et que l'expectoration, lorsqu'elle existe, est plus opaque et moins transparente. »

. . . .

. . . .

Ici, l'auteur trace les effets immédiats, pathogénétiques ou substitutifs de l'Eau d'Eaux-Bonnes dans les affections des voies respiratoires et principalement dans le premier et le deuxième degré de la Phthisie pulmonaire. Après avoir signalé les indications et les contre-indications de cette Eau minérale dans ces deux états, il apprécie, comme on va le voir,

*

son action thérapeutique dans certaines variétés du troisième degré de la maladie, et émet son avis sur ce qu'il faut penser des limites et des genres d'indications et de contre-indications que la fièvre des phthisiques peut fournir pour ou contre l'application des Eaux d'Eaux-Bonnes aux maladies de poitrine. Il termine cette partie importante par un exposé des signes généraux auxquels les praticiens peuvent reconnaître que ces Eaux auront vraisemblablement des effets plus ou moins favorables.

Voici cet exposé, auquel nous ajoutons les pages où l'inspecteur des Eaux-Bonnes cherche à éclairer la question si délicate de l'hémoptysie.

« Mais il y a des phthisies parvenues à un troisième degré localement, sans que l'économie entière ait consenti à ce degré. Les forces générales sont assez bien conservées malgré l'existence d'une excavation. Il est rare que, dans ce cas, les effets pathogénétiques de l'Eau d'Eaux-Bonnes soient excessifs. La stimulation thermale dépasse alors bien rarement la limite qu'on peut tolérer. Ces Eaux sont souvent mieux supportées dans ce cas que dans certaines phthisies au premier degré chez des sujets irritables. Or, ceux chez lesquels la tuberculisation a creusé une caverne dans le poumon, et dont l'organisme est peu altéré, opposent à l'action pathogénétique de l'Eau minérale la même résistance qu'aux lésions locales. Ce médicament naturel produit alors tous ses effets sur les fonctions végétatives ou latentes; il n'agit pas sur les fonctions évidentes et sensibles que Bichat appelait animales. C'est une excellente condition de succès. Voilà pourquoi, sans doute, les cas dont il s'agit sont le triomphe des Eaux d'Eaux-Bonnes. »

.   .   .   .

.   .   .   .

« Il n'y a pas de médicaments spécifiques, c'est-à-dire, capables d'agir comme antidotes dans une maladie, ou de la neutraliser en l'attaquant directement dans son principe. Cela ne se voit guère que dans les empoisonnements, c'est-à-dire, dans les maladies artificielles ou expérimentales. Dans les maladies naturelles ou spontanées, le médicament n'agit toujours que très-indirectement et par une sorte d'antagonisme qui ne peut jamais être égal à la maladie, car les actions médicamenteuses, ou les maladies artificielles produites par les médicaments, n'ont jamais l'intimité et l'autonomie de nos altérations spontanées. Elles sont toujours très-superficielles par rapport à celles-ci.

« Il est donc imprudent de désigner un médicament par le mot *anti* placé en avant du nom de la maladie contre laquelle on l'administre, ou de faire suivre ce nom par le mot *fuge*.

« Il faut rayer toutes ces dénominations aussi décevantes qu'ambitieuses. Elles sont encore trop prises à la lettre dans le monde et même par les médecins.

« Il semble que fièvre intermittente soit inséparable de quinquina, syphilis de mercure, chlorose de fer, phthisie d'Eaux-Bonnes. C'est ainsi qu'on déconsidère les bons remèdes. Les Eaux d'Eaux-Bonnes sont ou exaltées, ou accusées des résultats les plus funestes. Leur part légitime dans la cure de la Phthisie est assez belle, assez supérieure à tout ce que la thérapeutique de cette maladie voudrait lui comparer, pour qu'on puisse, sans leur nuire, reconnaître et signaler sévèrement les inconvénients et les dangers auxquels on expose les malades, lorsqu'on administre ces eaux comme une panacée ou un spécifique contre la Phthisie.

« Il est trop facile de dire, d'une manière générale, que les Eaux d'Eaux-Bonnes sont indiquées dans les phthisies torpides, et contre-indiquées dans les phthisies éréthiques ou avec éréthisme. Je veux bien admettre l'indication tirée de la torpeur, quoiqu'il fût nécessaire de la mieux déterminer :

mais je trouve trop vague la contre-indication qu'on a pu exprimer par le mot éréthisme. Si on a voulu dire que les Eaux d'Eaux-Bonnes ne sont indiquées que chez les individus apathiques, peu excitables, lymphatiques, froids, chez lesquels les réactions sont molles et faibles, on a été beaucoup trop loin, car le tempérament du sujet n'a pas cette influence-là, et on priverait ainsi une foule de phthisiques des bienfaits d'un médicament puissant. Si, d'un autre côté, on a prétendu exclure de la médication, par l'Eau d'Eaux-Bonnes, les individus nerveux, irritables, doués d'un excès de sensibilité et de réaction, en un mot, le nervosisme, qu'il soit renfermé dans les limites physiologiques, ou qu'il soit positivement pathologique comme dans les névropathies, on a encore commis une bien fàerreur.

« Ce qui indique l'usage de ces Eaux minérales, ce n'est pas la torpeur de l'individu, c'est avant tout, c'est uniquement même, l'abirritabilité tuberculeuse, ou le minimum de cette vulnérabilité spéciale des tissus, qui fait que le tubercule s'y développe comme l'incendie dans des substances ou des tissus préalablement imprégnés de matières inflammables.

« Les sujets affectés de cette mauvaise disposition sont sans résistance. L'irritation tuberculeuse naît et se propage chez eux sans la moindre opposition, comme le phagédénisme chez certains syphilitiques. Le mercure ne fait qu'exaspérer ce dernier état. Ainsi agit l'Eau d'Eaux-Bonnes dans ce que j'appellerai en ce moment, pour les besoins de ma cause, le phagédénisme tuberculeux, ou la phthisie pulmonaire phagédénique. Ces *noli me tangere* de la tuberculose pulmonaire ne doivent être traités que par les aliments et les climats doux. On ne les attaque pas, on les préserve. C'est tout ce qu'on peut faire pour eux.

« Or, de tels sujets peuvent très-bien n'être point nerveux

et irritables en général. Ils n'ont que l'irritabilité tuberculeuse des tissus, et en particulier des tissus pulmonaires. Si
le mot éréthisme appliqué aux phthisiques ne signifie pas
cela, il est faux, et la contre-indication qu'on en tire pour
les Eaux d'Eaux-Bonnes, devient fausse elle-même et préju-
diciable à beaucoup d'individus irritables, nerveux, névropathes, éréthiques, qui n'ont pas plus que d'autres, et souvent beaucoup moins, la vulnérabilité tuberculeuse. Il en
est de même, je le répète, de la torpeur. Elle peut exister
en général, et dans tout l'individu, avec l'irritabilité tuberculeuse, et réciproquement. Il faut donc bien s'entendre
sur la torpeur et l'éréthisme dans la Phthisie, sous peine
des méprises et des contre-sens thérapeutiques les plus re-
grettables.

« Je me résume sur ce point, et je dis que, quel que soit
l'éréthisme du sujet, son irritabilité nerveuse, son état
névropathique, etc., l'usage des Eaux d'Eaux-Bonnes sera
indiqué si cet éréthisme et cette irritabilité ne sont pas
tuberculeux, et si la somme des éléments sains et résistants
de l'organisme n'est pas évidemment débordée par la somme
des éléments livrés à l'entraînement tuberculeux. Dans les
deux suppositions contraires, on devra s'abstenir de l'emploi
de ces Eaux.

« Quelque généraux que soient ces principes, ils sont tout
à fait précis. Je les crois préférables à des descriptions ou à
des exemples qui ne peuvent pas tout embrasser. L'application de ces règles est une affaire d'expérience et d'art. Rien
ne peut empêcher que le « jugement » ne soit « difficile ».
J'essayerai pourtant d'indiquer à quels signes spéciaux le
médecin reconnaîtra que la nature offre une source assez
grande d'éléments de résistance et de santé que l'Eau
d'Eaux-Bonnes puisse encore disputer à la tuberculisation.

« Nul doute que de tous les symptômes de la Phthisie, le plus considérable, au point de vue du pronostic et des indications thérapeutiques, ne soit la fièvre hectique, la fièvre de tuberculisation. C'est sur ce fait considérable en Phthisiologie, très-considérable aussi relativement aux Eaux d'Eaux-Bonnes, que doivent porter principalement notre étude et nos soins. Prononcer d'une manière absolue, comme beaucoup de médecins peu autorisés le font, que la fièvre est, par elle-même, une contre-indication absolue à l'usage de l'Eau d'Eaux-Bonnes, c'est une erreur démontrée tous les jours par l'observation. J'ai déjà dit plusieurs fois que, quand la fièvre n'existe que le soir avec ou sans frissons, avec ou sans sueurs nocturnes partielles, elle ne peut être, à cause de cela seul, un obstacle à l'usage de notre Eau minérale. Je vais plus loin : elle ne l'est même pas, lorsque la chaleur fébrile disparaît le matin et ne laisse plus, jusqu'au soir, que la fréquence hectique du pouls, l'appétit étant conservé et l'intestin restant ferme.

« Le malade présentant une fièvre continuelle, il faut même encore distinguer.

« J'ai signalé depuis longtemps, dans la Phthisie, une fièvre que j'appelle angéioténique rhumatismale ou herpétique, fièvre nerveuse excitée sans doute par le travail de la tuberculose, mais qui n'est pas l'expression propre de la maladie ; qui n'est pas, dès lors, la fièvre *sui generis* du tabes ou de la consomption des phthisiques. Le pouls est plus large que dans celle-ci, moins petit, plus tendu, quelquefois vibrant. C'est le contraire du pouls de la fièvre hectique tuberculeuse. Le cœur donne aussi une impulsion plus vive, avec des bruits plus clairs, plus éclatants, comme métalliques, un peu analogues à ceux qu'on observe dans la fièvre des chlorotiques ou dans la cachexie exophthalmique. Ces sujets sont généralement névropathes : pourtant, ils ont des tubercules pulmonaires au premier et même au deuxième

degré, et la Phthisie n'est pas étrangère à la fièvre que je viens
de signaler. Elle y a même une part manifestée par l'exacer-
bation vespérine, par un peu de moiteur des parties supé-
rieures du corps vers le matin, etc....; mais ces caractères
sont absorbés dans ceux de la surexcitation cardiaco-vascu-
laire que j'appelle rhumatismale ou herpétique, parce que
c'est toujours chez des phthisiques affectés de névropathies
de cette espèce, que j'ai observé la fièvre particulière dont il
s'agit.

« Cette fièvre excitée et entretenue, je le répète, par le travail
organique dont les poumons sont le siége, mais différente de
la fièvre hectique propre à la phthisie commune, ne contre-
indique pas la médication thermale d'Eaux-Bonnes, comme
la fièvre continue des phthisiques du deuxième et du troisième degré, toujours symptomatique d'une fonte tuberculeuse et inflammatoire.

« Et, en effet, cette fièvre angéioténique, distincte de l'hectique purulente chronique des tuberculeux, cette fièvre
qui finira le plus souvent par dégénérer et se convertir en
celle-ci, témoigne encore à sa manière de l'existence d'un
reliquat d'affection arthritico-herpétique qui s'use, subit une
transformation régressive, et va se perdre dans la Phthisie.
Loin d'exciter cette dégénération, l'usage de l'Eau d'Eaux-
Bonnes pourra exciter, entretenir encore l'affection antipa-
thique, et permettre au malade de lutter plus ou moins longtemps contre la métamorphose rétrograde J'en ai vu bien
des exemples. Les doses de l'Eau minérale devront être alors
très-faibles au début, et très-modérément progressives jusqu'à
la fin de la cure. Je reviendrai sur cette question très-impor-
tante des doses. La tolérance des médicaments reconstituants
et plus ou moins stimulants qu'on a été obligé d'employer
jusque-là, répond déjà de la tolérance avec laquelle le
malade recevra l'Eau d'Eaux-Bonnes précédemment admi-
nistrée.

« Il devra présenter aussi un certain degré d'embonpoint, ou, tout au moins, n'être pas dans le marasme. En effet, je ne saurais trop le redire, lorsqu'un médicament, celui dont je parle, par exemple, agit favorablement contre la Phthisie, il n'exerce pas cette action directement sur le tubercule. Celui-ci n'est plus susceptible d'être modifié directement par quoi que ce soit. Le modificateur thérapeutique ne porte que sur les parties saines, ou sur celles qui le sont encore assez pour éprouver son action salutairement substitutive. Pour agir, le médicament a donc besoin de trouver des matériaux organiques qui représentent encore une somme de résistance et de force réparatrice. Sans cela, il n'a plus de base d'opération, surtout si, comme dans la plupart des cas, le marasme est fébrile et augmente chaque jour.

« C'est par l'estomac, c'est par l'intégrité fonctionnelle des organes digestifs que les phthisiques se soutiennent encore longtemps malgré des lésions souvent fort graves. On peut toujours espérer si l'appétit et une bonne assimilation des premières voies sont conservés.

« Le traitement par les Eaux d'Eaux-Bonnes exige impérieusement cette condition. J'ai toujours observé que, quand elles causent immédiatement de la satiété, du dégoût, des renvois, une indigestion de soufre, la diarrhée n'est pas loin, la fièvre augmente, les poumons se congestionnent, les propriétés de l'agent médicinal se mettent du côté de la maladie contre le malade.

« Une autre circonstance très-favorable à la cure d'Eaux-Bonnes dans la Phthisie, c'est qu'il n'y ait qu'un poumon altéré. Le poumon resté sain est pour le médicament un point d'appui précieux.

« L'affection simultanée des deux poumons au même degré est une condition déplorable. Elle ne permet pas d'espérer de bien bons résultats. Dans ces cas, l'excitation thermale dépasse presque toujours la limite substitutive et salutaire.

« La fréquence modérée du pouls, même lorsque le syndrôme fébrile n'est pas complet, est une garantie excellente de la présence d'une somme assez considérable d'éléments organiques sains pour réagir et se prêter à l'action substitutive et réparatrice de l'Eau minérale. J'en dois dire autant de la dyspnée. Son degré excessif suffit pour faire rejeter l'idée de cette Eau. La netteté de la voix, l'absence de toute laryngite tuberculeuse peuvent aussi donner l'espérance qu'on agira utilement. »

. . . .

. . . .

« Le souvenir d'anciennes affections arthritiques ou herpétiques est un des éléments de succès les plus considérables, surtout si l'Eau d'Eaux-Bonnes ranime et régénère ces anciennes affections. Raviver une dartre, rappeler des douleurs externes, rétablir une gastralgie ou une entéralgie, des hémorrhoïdes, de la gravelle urique ou hépatique, c'est faire reculer d'autant les tubercules. Aussi, commencer l'usage de l'Eau d'Eaux-Bonnes à la source dans la Phthisie, avec de pareils souvenirs et des antécédents positifs de ce genre, c'est avoir la probabilité qu'on obtiendra un succès plus ou moins prononcé.

« Un asthme ou un emphysème pulmonaire compliquant des tubercules est aussi une des meilleures conditions de curabilité. C'est à ce point que, lorsque la médication d'Eaux-Bonnes agit, comme cela lui est assez particulier, sur la contractilité bronchique de manière à déterminer, soit de la respiration exagérée ou puérile, soit un bruit expirateur sec, strident, un peu sibilant, avec une toux sèche ou pituiteuse, spasmodique et convulsive, on peut prédire, presque avec certitude, que la cure sera heureuse, et que la tuberculisation va éprouver un arrêt d'évolution. On développe alors, par la médication, une sorte de forme de coqueluche ou d'asthme artificiel, qui remplit l'office antagonistique de l'asthme réel, lequel est presque toujours arthritique et surtout herpétique, deux diathèses antipathiques à la tuberculose. Je peux dire cela de toutes les névroses, soit qu'elles préexistent à la cure thermale, soit que celle-ci les éveille et les tienne en activité pendant un temps plus ou ou moins long. Elles sont toutes plus ou moins antagonistes de la Phthisie. La propriété singulière qu'ont les Eaux d'Eaux-Bonnes de produire une première fois ou de régénérer toutes ces affections, est une des raisons de leur puissante action contre la Phthisie. Les plus beaux exemples qu'elle puisse produire de cette puissance contre la tuberculose pulmonaire, sont presque toujours pris dans les conditions de curabilité que je viens de rappeler et que j'ai commencé à faire connaître il y a dix ans.

« Dans la partie de ce travail consacrée à l'étiologie générale, j'ai assez insisté sur ces variétés de la Phthisie issues des transformations régressives des maladies chroniques initiales, telles que l'arthritis rhumatismal et surtout goutteux, etc., pour n'être pas obligé d'y revenir ici. Mais il ne faut pas que ces observations soient stériles, et le moment est venu de les appliquer à la thérapeutique de la Phthisie.

« Hippocrate a dit que les résultats d'une cure éclairent la nature des maladies. Rien n'est plus vrai. C'est en observant les effets remarquablement heureux des Eaux d'Eaux-Bonnes dans la Phthisie, lorsque ces eaux rappellent, raniment ou maintiennent des affections qui ont dégénéré en tuberculose pulmonaire ; c'est en comparant ces effets à l'antagonisme qu'opposent déjà ces reliquats à la marche envahissante naturelle de la Phthisie ; c'est en voyant surtout la disproportion qui existe chez ces sortes de sujets, entre des lésions locales très-avancées et une altération générale de l'économie qui l'est beaucoup moins, c'est en observant ces choses, dis-je, que j'ai pu me convaincre que la Phthisie n'est souvent qu'une maladie chronique ultime. Si, en effet, elle est le terme d'une série de maladies d'abord exclusives de la tuberculose, antipathiques même à cette néoplasie misérable et mort-née, altérant et appauvrissant cependant à la longue l'organisation jusqu'à y favoriser puissamment le développement de cette affection commune et fatale à l'espèce, j'ai bien pu dire que : « la Phthisie n'est pas une maladie qui commence, mais une maladie qui finit. »

« Je voyais toutes ces observations concorder et se vérifier; elles étaient surtout très-pratiques, elles concluaient à des méthodes curatives et à une prophylaxie; elles expliquaient, enfin, les succès d'une médication hydro-minérale très-connue dans le traitement de la Phthisie, et justifiaient sa célébrité en l'asseyant sur les fondements mêmes de la pathologie générale des maladies chroniques. Cet ensemble de faits, parlant très-haut et s'imposant, donnera toujours aux Eaux d'Eaux-Bonnes une supériorité incontestable sur les autres Eaux minérales, qui sont quelquefois plus indiquées contre certaines formes de phthisie, mais qui n'ont guère que l'avantage de ne pas nuire. Il y a dans les premières une générosité, un tel pouvoir de provoquer, après une longue incubation dans les profondeurs de l'organisme, des réactions critiques, des affections saines et salutairement substitutives chez les phthisiques qui ont conservé un fond d'éléments réparateurs, que nul autre médicament, ni de l'ordre pharmaceutique, ni de l'ordre naturel, n'est capable d'effets aussi héroïques. »

. . . .

. . . .

« Il résulte de ces considérations et de ces faits, que, lorsque les Eaux d'Eaux-Bonnes ont été prises dans les conditions où il est permis d'en espérer quelque résultat plus ou moins bon, on ne peut jamais juger ces effets d'après ceux que le malade éprouve pendant la cure ou même quelque

temps après, car ces effets immédiats sont quelquefois fort
ingrats pour les maladies : ils sont traversés par des accidents pénibles et des symptômes d'excitation générale loca-
lisée vers la poitrine, etc... Cependant, ces effets pathogénétiques spéciaux s'apaisent assez généralement vers les mois
de septembre, d'octobre, de novembre, et ils sont suivis alors
de rémissions et de réparations organiques qu'on n'aurait
très-vraisemblablement obtenues ni naturellement, ni par le
bénéfice d'une autre médication.

« Ces restaurations produites tardivement par les Eaux
d'Eaux-Bonnes dans la Phthisie, portent et se font sentir plus
particulièrement ou sur l'état local ou sur l'état général des
malades, suivant les cas. Chez ceux dont j'ai déjà parlé souvent, qui sont en possession d'éléments de résistance et
d'antagonisme considérables; chez lesquels des lésions locales profondes sont pourtant entourées d'un état général des
forces et de la nutrition encore très-satisfaisant, les effets
thérapeutiques sont plus sensibles sur les lésions locales.
Celles-ci tendent de plus en plus à la cicatrisation, et le bon
état général de la santé se soutient d'autant mieux.

. . . .

. . . .

« Je termine par un mot sur l'hémoptysie.

« J'écrivais, il y a cinq ans, dans une brochure qui a pour
titre : *Principes de thérapeutique thermale*, etc., les lignes
suivantes :

« ..... C'est un cri universel : les Eaux-Bonnes sont trop
fortes, elles portent le sang à la poitrine, elles font cracher
le sang, etc.

« J'ai besoin, je l'avoue, de quelques saisons encore pour
me prononcer définitivement sur cette grande question.....
Pourtant, j'incline à croire qu'on observe aux Eaux-Bonnes
deux espèces d'hémoptysies : des hémoptysies communes et

des hémoptysies thermales; les unes comme en voit partout, les autres qui ont le cachet de leur cause..... Le pronostic de ces dernières ou des hémoptysies Eaux-bonnaises n'a pas de gravité..... Pour que cette hémoptysie thermale s'apaise d'elle-même, il suffit de suspendre le traitement pendant peu de jours, d'administrer des béchiques, du lait d'ânesse, etc....

« ... Cette hémoptysie s'arrête franchement ; et, en opposition avec les hémoptysies communes, elle n'est pas réfractaire..... Il arrive souvent que, quand elle est terminée, le malade puisse tolérer, sans nouveau crachement de sang, des doses d'eau minérale qui n'eussent pas été innocentes auparavant. »

Je n'ai rien à retrancher aux lignes précédentes, mais j'ai besoin de les compléter.

« On s'effraye généralement trop de l'hémoptysie tuberculeuse. Elle est bien moins grave par elle-même que par la gravité de la maladie à laquelle elle se rattache. Dès qu'elle s'annonce, l'effroi est universel et gagne le médecin. C'est une hâte, une intempérance de remèdes tous plus énergiques les uns que les autres. Il semble vraiment que, si l'hémorrhagie pulmonaire n'est pas immédiatement arrêtée, tout est perdu, et que, si elle continue, la maladie principale va être horriblement aggravée, etc... On s'effraye beaucoup moins d'un accès de pneumonie tuberculisante, qui est pourtant beaucoup plus redoutable. Celle-ci est toujours très-grave ; l'hémoptysie, même abondante, et si elle ne fait pas courir des dangers immédiats en tant qu'hémorrhagie, est assez souvent innocente ; quelquefois elle est salutaire. Un certain nombre de phthisiques sont soulagés, amendés même après une hémoptysie. Il n'en est pas ainsi d'un accès de pneumonie spéciale, car il est presque toujours le signal d'uen éruption tuberculisante, ou de ce qu'on appelle une *poussée*. Tout le monde sait, en effet, que c'est par accès que la tuberculisation se fait ordinairement. Or si, à l'époque d'une éruption, le raptus inflammatoire ou la pneumonie tuberculisante est remplacée par une hémoptysie, — et c'est ce qui arrive quelquefois, — la poussée peut avorter ou être très-modérée, tandis que le mode pathogénétique inflammatoire est toujours efficace pour étendre et activer la tuberculisation. J'ai vu assez souvent la Phthisie apaisée pour un temps plus ou moins long après une hémoptysie, mais point après une pneumonie.

« Je suis d'autant plus autorisé à comparer ces deux procédés de tuberculisation, qu'ils ont dans leur marche plus d'analogie qu'on ne croit. Ils supposent tous deux une irritation congestive de la circulation pulmonaire déterminée par le travail plasmatique de la tuberculose, mais dans l'un avec évacuation de la fluxion sanguine, tandis que dans l'autre cette fluxion, fixée par l'irritation nutritive, ou s'organisant pour elle, devient, si je puis ainsi dire, une circulation tuberculeuse, une circulation employée à fournir des matériaux à l'évolution de la néoplasie. Il y a cela de remarquable dans le processus comparé de ces deux espèces de fluxion morbide du poumon, que toutes deux, lorsqu'elles sont de quelque intensité, ont une durée à peu près déterminée et un caractère cyclique. Elles ont leur invasion, leur état, leur déclin assez bien calculables ; et, sous ce rapport, un accès d'hémoptysie a beaucoup de rapport avec un accès de pneumonie. Mais l'issue de ces deux accidents et leur influence sur le sort immédiat de la tuberculisation sont, je le répète, très-différents, à moins qu'il n'y ait pneumonie après l'hémoptysie, ce qui arrive quelquefois.

« Ces remarques sont bien faites pour calmer le zèle thérapeutique excessif et le déploiement de médecine active auxquels on se croit obligé devant une hémoptysie. Quoi qu'on fasse, cette hémorrhagie, quand elle est vive, fébrile, et que tout l'appareil circulatoire est ébranlé, ne se laisse pas trop détourner de son cours. Sa meilleure solution est une diminution graduelle de l'hémorrhagie, dans laquelle celle-ci est peu à peu remplacée par une expectoration mucoso-purulente comme à la fin d'une pneumonie ; et le traitement qui, dans ces conditions, convient le mieux, me paraît être celui de la pneumonie tuberculisante elle-même : ipéca-cuanha, kermès, tartre stibié, digitale, aconit, aloès, etc., mais à faibles doses, et sans prétendre à ce qu'on se propose toujours, à arrêter une hémoptysie comme une hémorrha-gie traumatique.

« Tout ce que je viens de dire et tout ce qui est vrai de l'hémoptysie tuberculeuse en général, est beaucoup plus vrai encore de l'hémoptysie sulfureuse thermale en particu-lier. Les médecins qui ont cru exonérer les Eaux-Bonnes d'un reproche funeste en niant ces hémoptysies au lieu de les prendre pour ce qu'elles sont, ont nui à la réputation de ces Eaux plus qu'ils ne l'ont servie. »

. . . .

. . . . - . . . .

« Je peux donc confirmer aujourd'hui ce que je disais il y a cinq ans : lorsque ces hé moptysies faibles, et qui n'empê-chent pas les malades de sortir, sont apaisées, il est commun de voir ceux-ci supporter l'Eau de Bonnes mieux qu'ils ne le faisaient auparavant, et achever d'excellentes cures, malgré cela, et peut-être même à cause de cela. Quant aux hémopty-sies plus abondantes, je ne sais pas si elles sont plus fré-quentes chez les phthisiques aux Eaux-Bonnes que partout ailleurs : il est permis d'en douter. Mais si cela était, je crois pouvoir affirmer qu'elles causent plus de peur que de mal ; et que parmi les beaux résultats que j'ai obtenus des Eaux-Bonnes dans la Phthisie, je compte un certain nombre de cas où les malades avaient éprouvé des hémoptysies abon-dantes pendant la cure thermale ou peu de temps après. »

. . . .

. . . .

« J'ai partagé sur l'hémoptysie en général, et en particulier sur celle qu'on craint aux Eaux-Bonnes, l'appréhension des malades et le préjugé de mes confrères. L'expérience m'a délivré de l'un et de l'autre. C'était aussi bien mon devoir de le dire que de faire connaître les contre-indications sur lesquelles j'ai assez longuement insisté. »

. . . .

. . . .

On peut voir par ces extraits du livre intitulé : *Études générales et pratiques sur la Phthisie*, que la science moderne a confirmé hautement les traditions de l'ancienne médecine et les grandes indications posées par notre illustre compatriote Bordeu sur les vertus des Eaux d'Eaux-Bonnes dans le traitement des maladies de poitrine.

La commune d'Eaux-Bonnes, fière de cette honorable sanction, ne veut et ne doit ajouter qu'une chose, c'est que, pénétrée de cette maxime, que *noblesse oblige*, elle mettra son entière bonne volonté et consacrera tous ses efforts à réaliser dans sa station et son Établissement thermal tous les progrès et toutes les améliorations d'hygiène, de *confort* et d'agrément, que les malades ont le droit d'exiger d'elle.

FIN

CORBEIL. — TYP. ET STÉR. DE CRÉTÉ FILS.